First Aid

الإسعاف الأولي
وإنقاذ الحياة

3rd Edition

زهير أحمد السباعي

Zohair A. Sebai

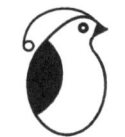

PARTRIDGE
A Penguin Random House Company

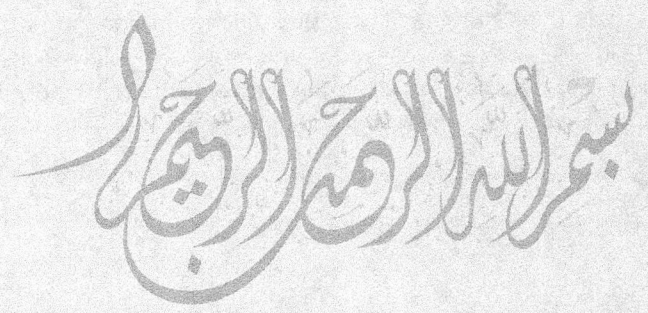

To order additional copies of this book, contact
Toll Free 800 101 2657 (Singapore)
Toll Free 1 800 81 7340 (Malaysia)
orders.singapore@partridgepublishing.com

www.partridgepublishing.com/singapore

حقوق الطبع والنشر محفوظة لمعهد السباعي
zsebai@sebai.edu.sa
الطبعة الثالثة
2014 - 1435

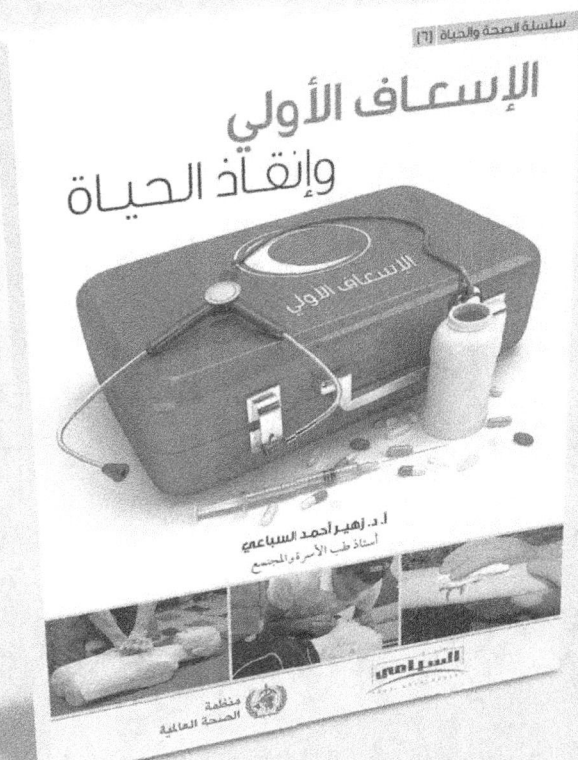

سلسلة الصحة والحياة [٦]

الإسعاف الأولي
وإنقاذ الحياة

أ.د. زهير أحمد السباعي
أستاذ طب الأسرة والمجتمع

منظمة
الصحة العالمية

أ.د. زهير أحمد السباعي
أستاذ طب الأسرة والمجتمع

تعريف بالبرنامج التدريبي

عزيزي المتدرب:

بين يديك المنهج التدريبي للدورة الأساسية للإسعاف الأولي وإنقاذ الحياة. الهدف من الدورة هو إعدادك لمواجهة المواقف الحرجة، والتدريب على وسائل الإسعاف الأولي وإنقاذ الحياة. مدة الدورة في المتوسط ٨ ساعات من الدراسة النظرية، والتدريب العملي.

المنهج معد لكي تقرأ فصوله قبل البدء بالتدريب، القراءة المسبقة تساعدك على الاستفادة من شرح المدرب، وعلى الحوار والنقاش، وعلى إتقان التدريبات العملية في الفصل الدراسي.

راعينا في إعداد المنهج الاختصار والموضوعية، ومن هنا نشجعك على المزيد من القراءة والاطلاع في هذا المجال لتوسعة معلوماتك.

بانتهاء هذه الدورة تكون قد أعددت نفسك لتقديم الإسعاف الأولي، وإنقاذ حياة إنسان قد يكون معرضاً للخطر، ولكن لا تنسى أن هذه الدورة التي تتلقاها دورة أساسية تحتاج إلى المزيد من التدريب، وإلى إعادة التدريب بينك وبين نفسك ومع زملائك، حتى تظل محافظاً على مهاراتك. وقد تحتاج مستقبلاً إلى دورات تنشيطية أو دورات متقدمة.

مواقف من الحياة

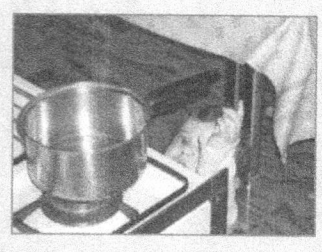

« كان ممدوح يلعب في المطبخ عندما سقط عليه إناء به ماء مغلي فأصيب بحروق شديدة، وانتهى الأمر بممدوح إلى تشوهات خطيرة، كان يمكن تفاديها لو أن أمه كانت مدربة على الإسعاف الأولي.

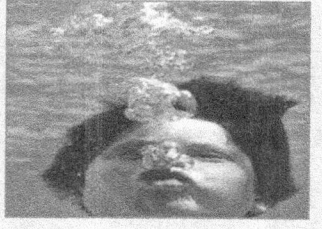

« سقطت سهام في حمام السباحة عندما كان أفراد عائلتها يتناولون غذاءهم حول الحمام، أخرجت من حمام السباحة فاقدة الوعي، وكان بالإمكان إنقاذها لو أن أحد أفراد عائلتها كان مدرباً على التنفس المنقذ وإنعاش القلب، ذلك أن توقف التنفس لمدة ٤ دقائق قد يؤدي إلى الوفاة.

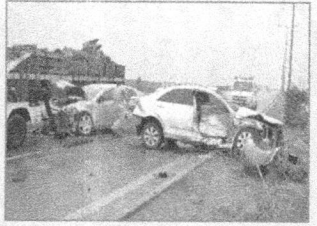

« وقع مجموعة من الشباب ضحية حادث مروري مروع، فأصيب بعضهم بكسور، ونزف البعض الآخر، وفقد بعضهم الوعي، وتجمع حولهم المارة، ولجهلهم بأصول الإسعاف الأولي تضاعفت حالة الشباب، وانتهوا إلى مرحلة حرجة.

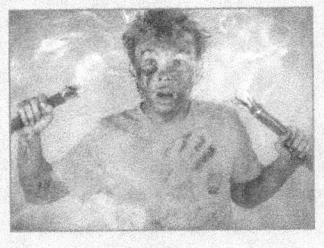

» أصيب أحمد بصعقة كهربائية وهو يلعب بسلك الكهرباء، حاول والده أن يسعفه، ولجهله بأصول الإسعاف الأولي صعقته الكهرباء هو الآخر، ووقع مغمى عليه إلى جانب ابنه.

مثل هذه الحوادث قد تصادفنا في البيت، أو الشارع، أو المدرسة، أو مكان العمل، أو على الشاطئ. وكل الذي نحتاجه لإنقاذ إنسان ما من المضاعفات أو الموت هو التدريب على أصول السلامة والإسعاف الأولي وإنقاذ الحياة.

من الذي يحتاج إلى التدريب على الإسعاف الأولي؟

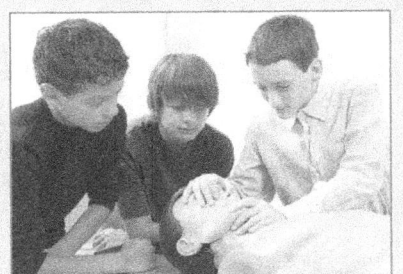

جميعنا بدون استثناء بما في ذلك:

- طلبة وطالبات المدارس والجامعات.
- العاملون في مجال الحج والطوافة والعمرة.
- ربات البيوت.
- منسوبو الدفاع المدني، والحرس الوطني، ورجال الأمن.
- المهنيون، وعمال المصانع، والحرفيون.
- رجال الأعمال.

جميعنا يجب أن نتدرب على أساسيات الإسعاف الأولي وإنقاذ الحياة : رجالا ونساء كباراً وصغاراً . ففي لحظة قد نسهم في إنقاذ حياة إنسان أو وقايته من مضاعفات إصابة ما.

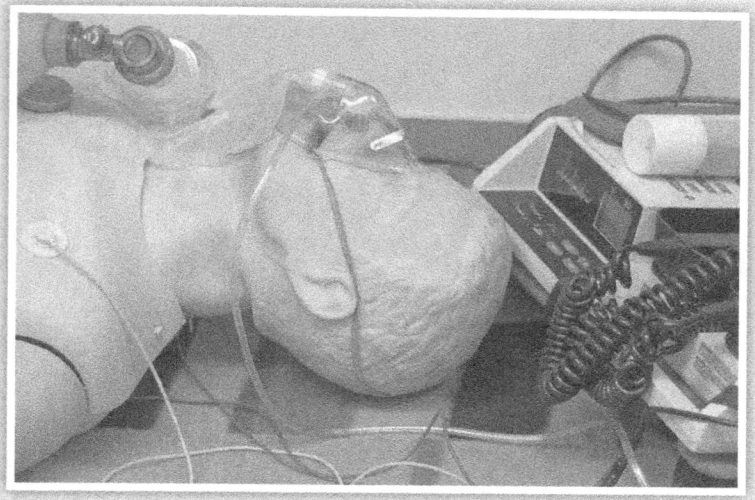

الإطار العام للدورة:

‹ تستغرق الدورة في المتوسط ٨ ساعات من التدريب النظري والعملي تبعا لحاجة الفئة المتدربة.

‹ تعتمد الدورة على القراءة المسبقة للمادة العلمية بالإضافة إلى وسائل الإيضاح: الفيديو، والشرائح الملونة، والتدريب العملي على الدمية.

‹ يمنح المتدرب شهادة اجتياز دورة الإسعاف الأولي وإنقاذ الحياة.

القواعد الأساسية للإسعاف الأولي وإنقاذ الحياة

الأهداف التعليمية

في هذه الجلسة سوف تتعلم كيفية القيام بهذه المهام:

١. معاينة مكان الحادث.

٢. إجراء الفحص المبدئي للمصاب.

٣. الاتصال بقسم الطوارئ.

٤. فحص المصاب للإصابات الثانوية.

قبل البدء في تقديم الإسعافات الأولية للمصاب، من المهم أن يكون المسعف في حالة ذهنية وجسدية هادئة، حتى يتمكن من التصرف السليم، واتخاذ القرار الصائب لتقديم الإسعاف الأولي على نحو صحيح...حافظ على هدوئك وطبق القواعد الأساسية الأربعة التالية:

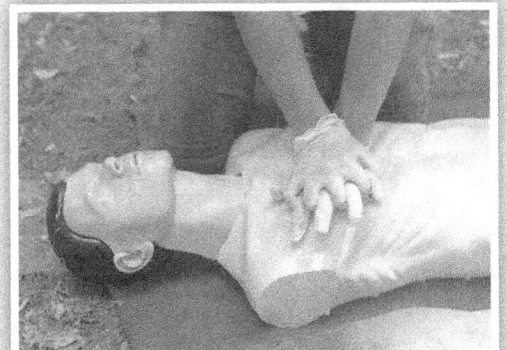

عند مباشرة الإسعاف الأولي حافظ على هدوئك وتعاون مع الآخرين وبادر في الوقت نفسه بالاتصال بالطوارئ ٩٩٧

١. معاينة مكان الحادث

معاينة مكان الحادث أمر مهم لتجميع المعلومات وتكوين فكرة كاملة عن الحادث لاتخاذ القرار المناسب، عند إجراء المعاينة ضع الأمور التالية في اعتبارك:

١. هل مكان الحادث آمن؟ إذا كان الوصول إلى المصاب يعرضك للخطر بسبب وجود حريق، أو غازات سامة، أو أسلاك كهربائية، أو مياه عميقة، لا تغامر بالوصول إليه، واتصل بقسم الطوارئ فوراً.

٢. إذا كان بإمكانك الوصول إلى المصاب، لا تحركه إلا إذا كان هناك خطر يهدد حياة المصاب أو حياتك.

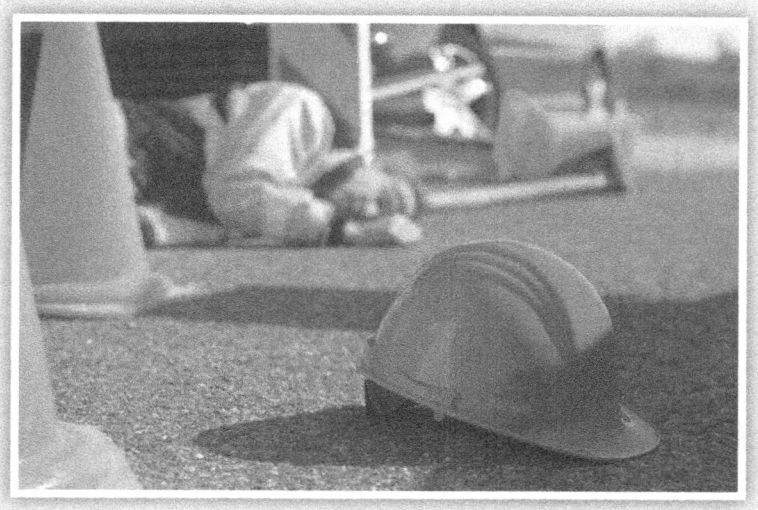

٣. إذا كان المصاب واعياً اسأله عما حدث، أما إذا كان فاقداً للوعي، فابحث حولك عن مؤشرات تساعدك على معرفة ما حدث.

٤. تعرف على عدد المصابين، لا تدع مصاباً بإصابة طفيفة يشغلك عن مصاب آخر فاقداً للوعي ولا يتنفس.

٥. هل بين الأشخاص المتواجدين في مكان الحادث من يستطيع مد يد المساعدة مثل: الاتصال بقسم الطوارئ؟

٢. إجراء الفحص المبدئي للمصاب

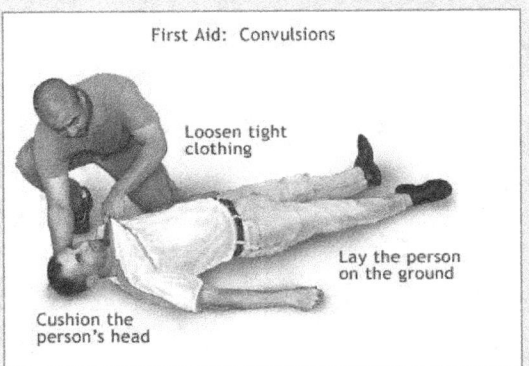

يهدف الفحص المبدئي للمصاب إلى التعرف على الإصابات الخطيرة التي تهدد حياته مباشرة، وذلك بتقديم الإسعاف الأولي له بصورة عاجلة.

يقوم الجهاز التنفسي وجهاز الدورة الدموية بتزويد خلايا الجسم بالأكسجين

لكي يبقى على قيد الحياة، خاصة خلايا الدماغ التي قد تتلف إذا حرمت من الأكسجين لمدة ٤ دقائق إما بسبب توقف جهاز التنفس أو توقف القلب عن ضخ الدم، أو بسبب نزيف حاد. يتم إجراء الفحص المبدئي بتفقد مجرى الهواء، والدورة الدموية.

٣. الاتصال بقسم الطوارئ

بعد إجراء الفحص المبدئي للمصاب اتصل سريعاً بالطوارئ (هاتف ٩٩٧). يجب إعطاء موظف الطوارئ معلومات وافية عن مكان الحادث، بما في ذلك اسمك، رقم هاتفك، ومكان الحادث، وعدد المصابين، والإسعاف الذي أجري لهم.

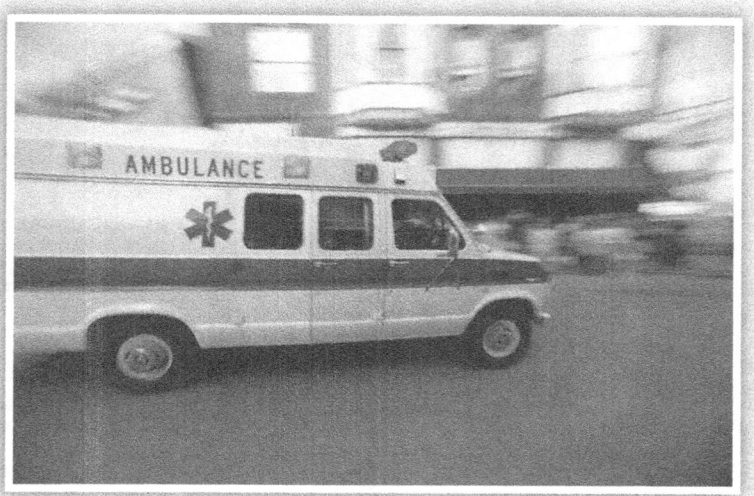

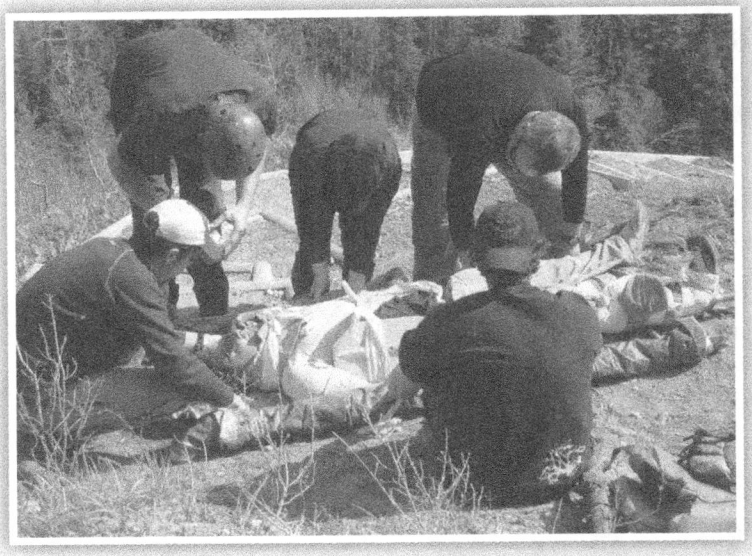

٤. فحص المصاب للإصابات الثانوية

افحص المصاب بعناية لمعرفة المشكلات التي قد لا تهدد حياته، ولكنها قد تتحول إلى مشكلات خطيرة إذا لم يتم معالجتها، مثل: الكسور والحروق والصدمة.

خطوات فحص المصاب الواعي تتكون من: سؤال المصاب عن حالته، تفقد العلامات الحيوية لديه وهي: النبض، والتنفس، ومظهر الجلد والعين، ودرجة الحرارة، وإجراء الفحص الشامل له.

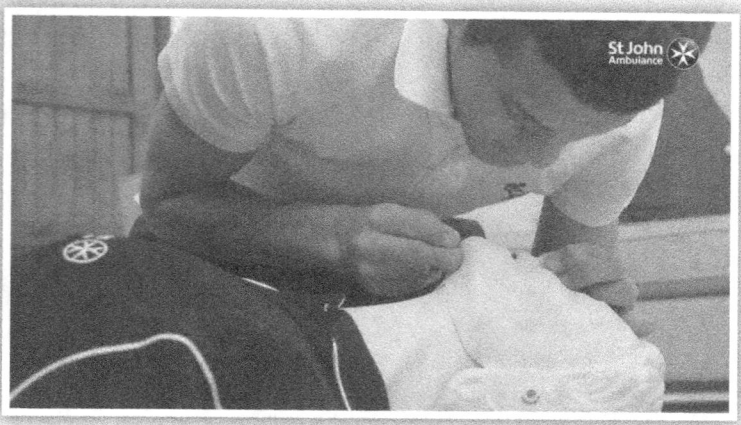

التنفس المنقذ

الأهداف التعليمية

في هذه الجلسة سوف تتعلم كيفية:

١. التعرف على أسباب توقف التنفس.

٢. إجراء التنفس المنقذ.

يتكون الجهاز التنفسي من الفم والأنف والحنجرة والقصبة الهوائية والرئتين. يزود هذا الجهاز خلايا الجسم بالأكسجين لإبقائها على قيد الحياة. ينتقل الأكسجين إلى الخلايا عن طريق الدم بواسطة جهاز الدورة الدموية المكون من القلب والأوعية الدموية، وإذا توقف الجهاز التنفسي أو جهاز الدورة الدموية عن العمل، فإن كمية الأكسجين التي تصل إلى الجسم تنخفض وقد يموت الإنسان. التنفس المنقذ هو طريقة إدخال الهواء إلى رئتي شخص توقف عن التنفس ويعرف أيضاً بالتنفس الصناعي.

أسباب توقف التنفس

- انسداد مجرى الهواء.
- الغرق.
- تناول المخدرات.
- إصابة الصدر والرئتين.
- استنشاق المواد السامة والغازات.
- الصدمة الكهربائية.
- الصدمة العصبية.

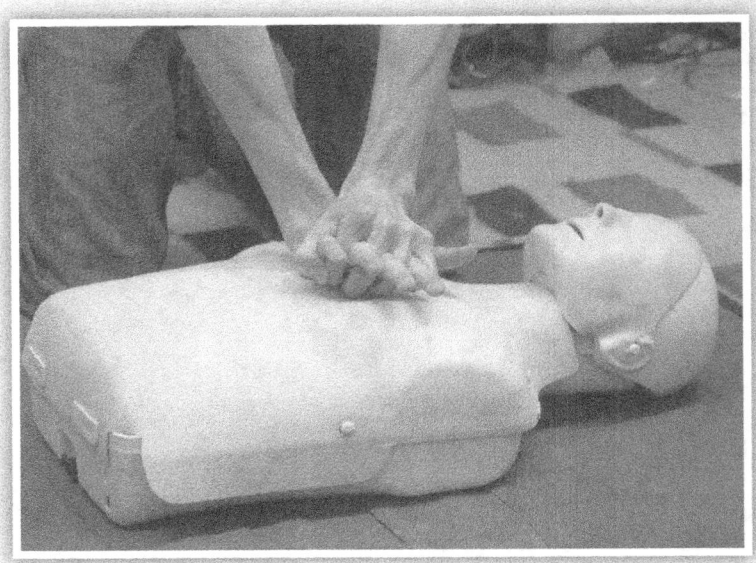

خطوات التنفس المنقذ:

١. تفقد حالة الوعي: أضرب على كتف المصاب برفق لتعرف مدى استجابته لندائك.

٢. إذا لم يستجب المصاب، اصرخ «ساعدوني».

٣. عدل وضع المصاب.

٤. افتح مجرى الهواء بإمالة الرأس إلى الخلف ورفع الذقن للأعلى.

٥. تفقد حالة التنفس وانظر واسمع وتحسس حالة التنفس.

٦. إذا لم يكن المصاب يتنفس، أنفخ في فمه نفسين كاملين.

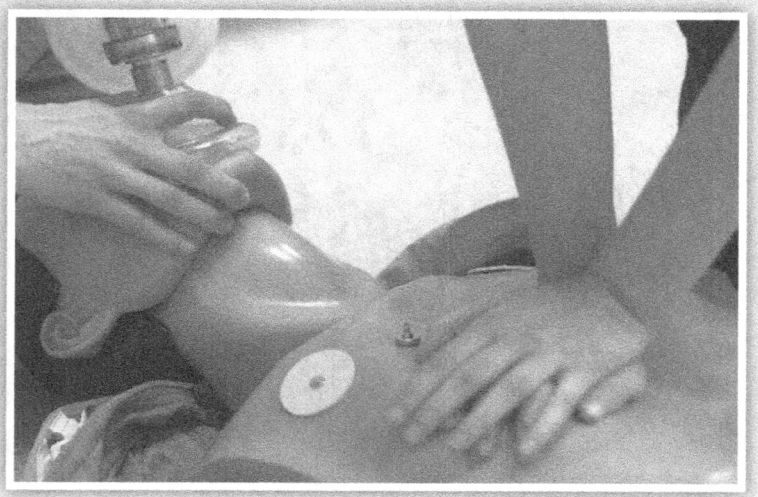

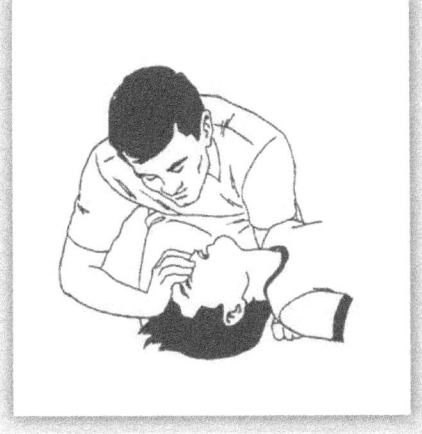

٧. تفقد حالة الدورة الدموية بجس النبض السباتي في العنق، هل يوجد نبض؟

٨. اتصل بقسم الطوارئ أو اطلب من أحد الحاضرين ذلك.

٩. إذا كان الشريان السباتي ينبض ولكن المصاب لا يتنفس، ابدأ عملية التنفس المنقذ بإعطاء المصاب نفساً واحداً كل ٥ ثوان، ويستغرق النفس الواحد ثانيتين. بعد مرور دقيقة واحدة (١٢ نفساً) أعد تفقد النبض السباتي ثم استمر في نفخ نفس واحد كل ٥ ثوان إلى أن يبدأ المصاب بالتنفس لوحده، أو إلى أن تصل المساعدة الطبية، إذا تعبت اطلب المساعدة ممن حولك.

الغصة (انسداد مجرى الهواء)

الأهداف التعليمية

في هذه الجلسة سوف تتعلم كيفية:

١. التعرف على حالات انسداد مجرى الهواء.

٢. تقديم الإسعاف الأولي لمصاب واع.

٣. تقديم الإسعاف الأولي لمصاب فاقد الوعي.

تحدث الغصة عندما ينسد مجرى الهواء بجسم غريب مثل لقمة الطعام. التعرف السريع على علامات الغصة مهم لإنقاذ حياة المصاب. هناك نوعان من الغصة ومن المهم معرفة الفرق بينهما:

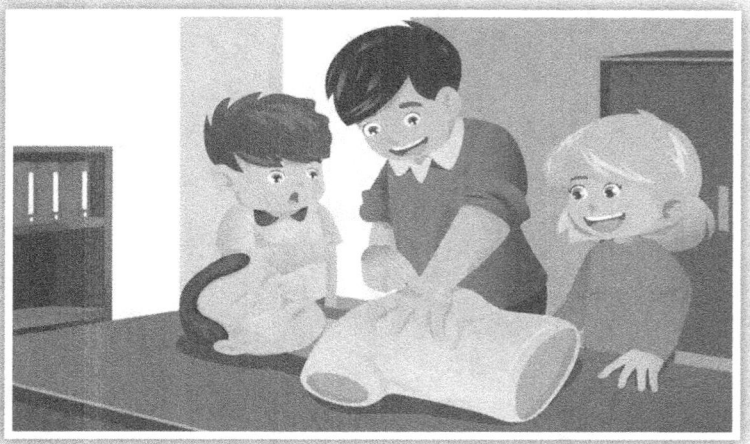

١. انسداد جزئي لمجرى الهواء

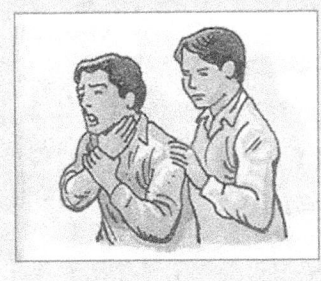

عندما تحدث الغصة بسبب انسداد جزئي لمجرى الهواء، فإن المصاب يستطيع الكلام والسعال بقوة. في هذه الحالة المطلوب عدم التدخل بل شجع المصاب على السعال لطرد الجسم الغريب من مجرى الهواء.

٢. انسداد كلي لمجرى الهواء

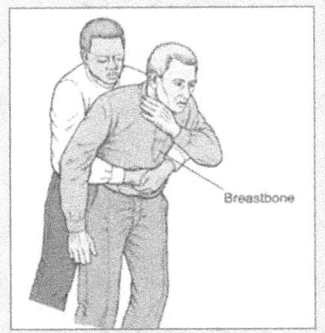

Breastbone

قد يتحول انسداد مجرى الهواء الجزئي إلى انسداد كلي. وفي هذه الحالة لا يستطيع المصاب الكلام أو التنفس أو السعال. أو قد يسعل سعالاً ضعيفاً غير فعال وقد يصدر أصواتاً حادة النبرة ويمسك حنجرته بيده ويتغير لونه. تصرف فوراً، اطلب من أحد الحاضرين الاتصال بقسم الطوارئ، وقم بإعطاء الضغطات البطنية.

الإسعاف الأولي لمصاب واعٍ:

تحدث مع المصاب، إذا لم يستطيع المصاب الكلام أو السعال، ابدأ بإعطاء الضغطات البطنية إلى أن يطرد الجسم الغريب أو يفقد المصاب وعيه. لكي تكون

الضغطات البطنية فعالة، يجب أن تجرى في الموضع الصحيح، وهو وسط البطن ما بين السرة وأسفل القفص الصدري، إذا فقد المصاب وعيه أجر عليه الإسعاف الأولي وفي الوقت نفسه اطلب الإسعاف لنقله إلى أقرب مركز ممكن أو مستشفى.

الإسعاف الأولي لمصاب فاقد الوعي:

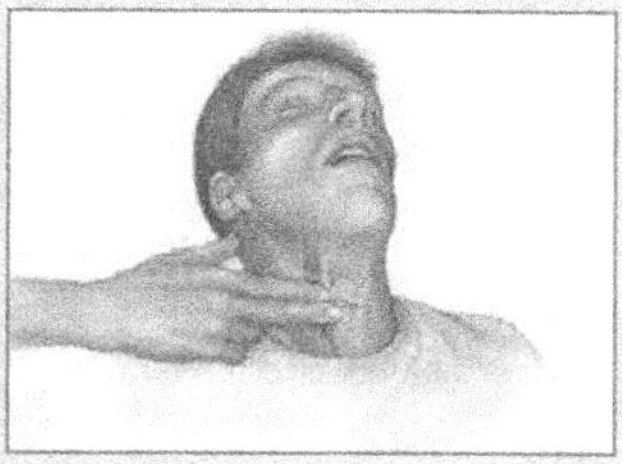

١. تفقد حالة الوعي: أضرب على كتف المصاب برفق. هل يستجيب المصاب لذلك؟

٢. إذا لم يستجيب، اصرخ «ساعدوني».

٣. عدل وضع المصاب.

٤. افتح مجرى الهواء بإمالة الرأس ورفع الذقن للأعلى.

٥. تفقد حالة التنفس، انظر واسمع وتحسس حالة التنفس.

٦. إذا لم يكن المصاب يتنفس، انفخ نفسين كاملين.

٧. إذا لم يدخل الهواء إلى رئتي المصاب، أعد إمالة رأسه وانفخ نفسين كاملين آخرين.

٨. اتصل بالطوارئ.

٩. أضغط ما بين ٦ إلى ١٠ ضغطات بطنية.

١٠. انفخ نفسين كاملين.

١١. إذا لم ينفتح مجرى الهواء. كرر العمليات الثلاثة الأخيرة.

النوبة القلبية

الأهداف التعليمية

في هذه الجلسة سوف تتعرف على:

١. أسباب النوبة القلبية.

٢. علامات النوبة القلبية.

٣. تقديم الإسعاف الأولي للمصاب بنوبة قلبية.

تحدث النوبة القلبية عندما ينسد شريان أو أكثر من الشرايين التي تزود القلب بالدم. في هذه الحالة لا يصل الدم إلى بعض أجزاء القلب فتبدأ الخلايا بالموت، ويحدث انسداد الشرايين عادة بسبب الترسبات الدهنية على الجدار الداخلي للشريان.

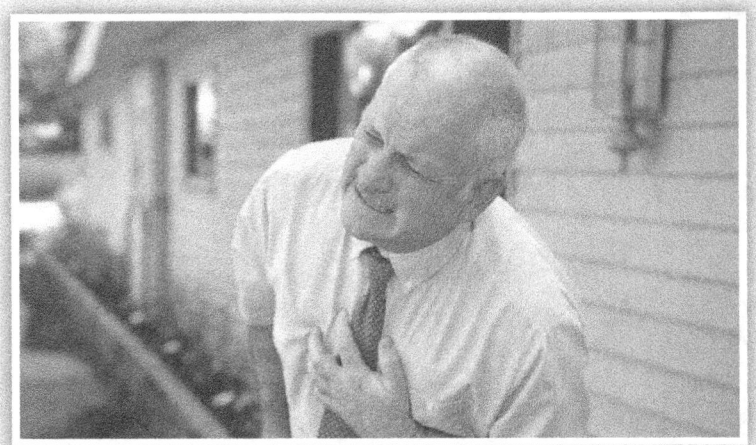

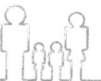
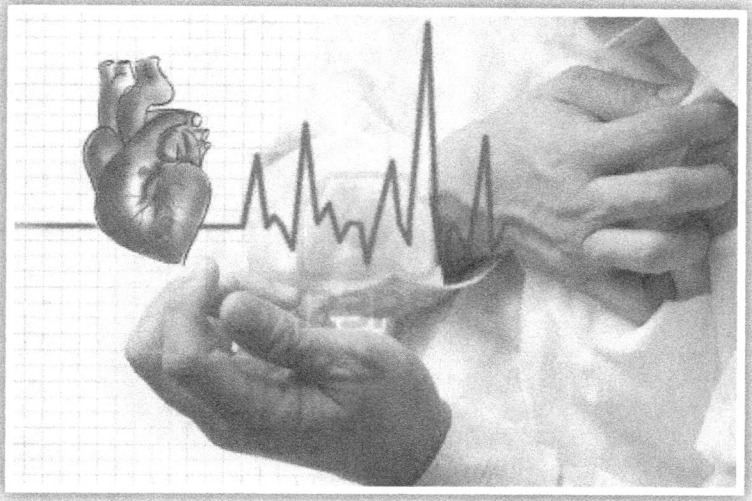

المسببات والعوامل المساعدة

هناك نوعان من المسببات التي تؤدي إلى حدوث النوبة القلبية:

‹ أسباب لا إرادية: مثل السن والوراثة والجنس (ذكر أو أنثى).

‹ أسباب إرادية: مثل التدخين، ارتفاع ضغط الدم، الإسراف في أكل الدهون،
زيادة الوزن، عدم ممارسة الرياضة، التوتر النفسي والجسدي.

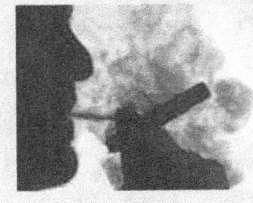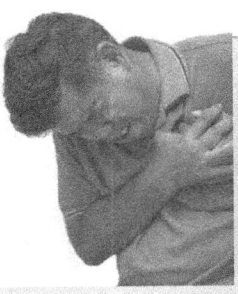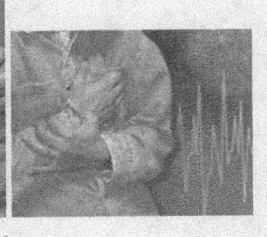

علامات النوبة القلبية

١. الألم في الصدر وهو أهم مظاهر النوبة، وقد ينتقل الألم إلى أحد الكتفين، أو الذراعين أو العنق أو الفك وقد يكون الألم خفيفاً أو لا يكون هناك ألم البتة.

٢. العرق.

٣. الغثيان.

٤. ضيق التنفس.

٥. الدوخة والضعف.

٦. ينكر المصاب عادةً أنه يعاني من نوبة قلبية.

الإسعاف الأولي

١. التعرف على علامات النوبة القلبية واتخاذ الإجراء المناسب.

٢. منع المصاب من الحركة وجعله يجلس أو يستلقي في وضع مريح، وإرخاء ملابسه إذا كانت تضايقه، وطمأنته.

٣. الاتصال بقسم الطوارئ.

الإنعاش القلبي الرئوي

الأهداف التعليمية

في هذه الجلسة سوف تتعلم كيفية:

١. التعرف على حالات توقف القلب.

٢. إجراء عملية إنعاش القلب والرئتين.

عندما يتوقف القلب، وبالتالي يتوقف تدفق الدم الحامل للأكسجين إلى الجسم يؤدي ذلك إلى الوفاة، إنعاش القلب والرئتين عبارة عن طريقة اصطناعية لضخ الدم في حالة توقف القلب عن العمل.

يقع القلب بين عظمتي الصدر والظهر، وعندما تضغط على الصدر ينعصر القلب ويتدفق الدم إلى الأعضاء الحيوية مثل: الدماغ والرئتين. ويتم إنعاش القلب والرئتين بممارسة عمليتين معاً هما: الضغط على الصدر والتنفس المنقذ.

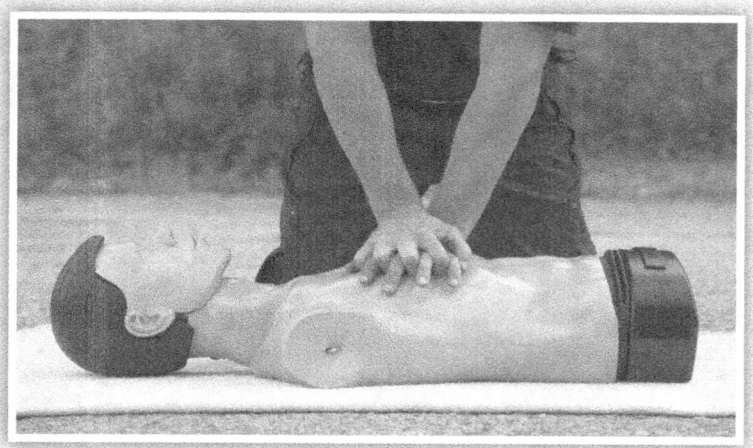

خطوات الإنعاش

١. تفقد حالة الوعي، اضرب على كتف المصاب برفق. هل يستجيب لذلك؟

٢. إذا لم يستجيب، اصرخ «ساعدوني».

٣. عدل وضع المصاب.

٤. افتح مجرى الهواء بإمالة الرأس ورفع الذقن للأعلى.

٥. تفقد حالة التنفس، انظر واسمع وتحسس حالة التنفس.

٦. إذا لم يكن المصاب يتنفس، انفخ نفسين كاملين.

٧. تفقد النبض: جس النبض السباتي لمدة ٥ – ١٠ ثواني.

٨. اتصل بالطوارئ.

٩. ابدأ دورات الإنعاش: تشمل كل دورة ١٥ ضغطة صدرية + نفسين منقذين، ضع ركبتيك على الأرض بجانب المصاب ثم انحني فوق الصدر، وحدد المكان الصحيح لإجراء الضغطات الصدرية، اضغط إلى أسفل برفق وبسرعة ثابتة مبقياً يديك ملامستين للصدر في جميع الأوقات.

١٠. تفقد النبض بعد القيام بأربعة دورات إنعاش.

١١. اعط نفسين إضافيين، استمر في إجراء دورات الإنعاش وجس النبض كل بضع دقائق.

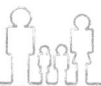
النزيف

الأهداف التعليمية

في هذه الجلسة سوف تتعرف على:

١. أنواع النزيف.

٢. كيفية القيام بخطوات وقف النزيف.

٣. طريقة إيقاف نزيف الأنف.

النزيف هو: فقدان الدم من الشرايين والأوردة والأوعية الشعرية، وينقسم إلى ثلاثة أنواع:

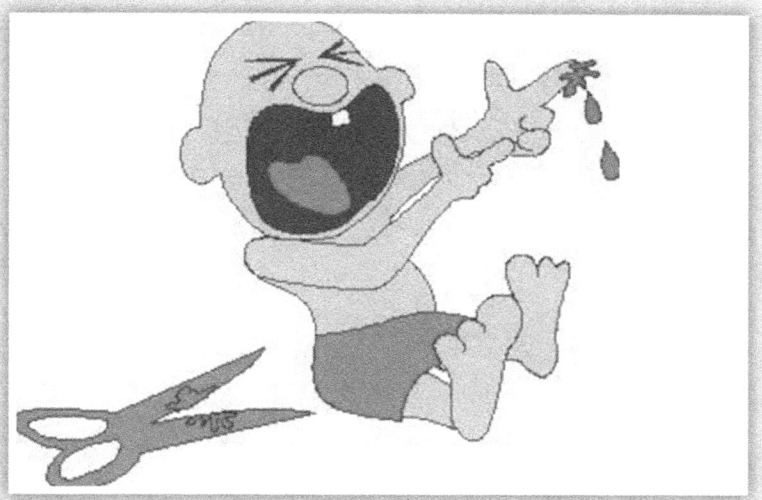

١. النزيف الشرياني

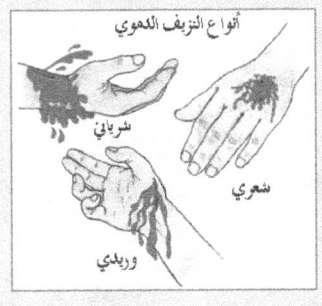

وهو نزيف من أحد الشرايين التي تنقل الدم الحامل للأكسجين من القلب، ويكون الدم لونه أحمر فاتحاً ويتدفق عادة بقوة من الجرح، يصعب التحكم في النزيف الشرياني ويسبب خطراً على حياة المصاب.

٢. النزيف الوريدي

وهو النزيف من أحد الأوردة التي تنقل الدم الخالي من الأكسجين إلى القلب، ويكون لونه عادة أحمراً وتدفقه ثابتاً وباعتدال.

٣. نزيف الأوعية الشعرية:

هو فقدان الدم من الأوعية الشعرية الصغيرة. ويكون النزيف بطيئاً ويوصف بأنه ارتشاح، وقد يكون النزيف داخلياً أو خارجياً.

أولاً: النزيف الخارجي

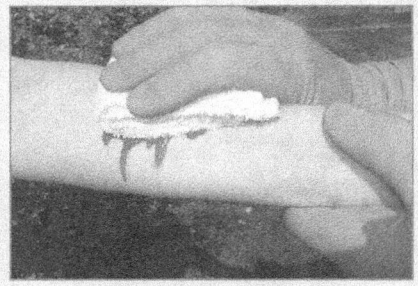

يحدث عند حدوث جروح في الجلد:

١. أضغط مباشرةً على الجرح، استعمل ضمادة أو حاجزاً

مثل القفازات المطاطية أو لفافة بلاستيكية لتقليل خطر الإصابة بالعدوى، لا تستعمل يدك العارية إن أمكن.

٢. ارفع الجزء المصاب (إذا لم يكن هناك كسور) فوق مستوى القلب.

٣. استعمل الضمادة الضاغطة.

٤. اضغط على الشريان (نقطة الضغط).

٥. اتصل بالطوارئ.

نزيف الأنف

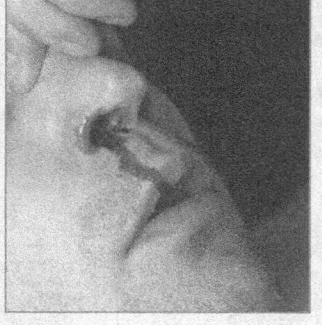

إذا كان المصاب لا يعاني من إصابة في الرأس أو العنق أو الظهر اتبع الخطوات التالية:

١. سد فتحتي الأنف بأصبعك.

٢. إحن رأس المصاب، ضع ذقنه على صدره.

إذا اشتبهت في وجود إصابة في الرأس أو العنق أو الظهر، أو لاحظت علامات مثل خروج دم أو سائل صاف من الأنف أو الأذنين، أو وجود رضوض تحت العينين، فلا تحاول إيقاف النزيف بل عجل باستدعاء الطوارئ وتعامل مع الإصابة على أنها نزيف داخلي.

ثانياً النزيف الداخلي

النزيف الداخلي هو: تمزق الأوعية الدموية في أماكن داخل الجسم مثل: القفص الصدري والبطن.

علامات النزيف الداخلي

وجود رضوض أو تغير في لون المنطقة المصابة، وجود ألم أو تورم أو صلابة في الأنسجة الرقيقة اللينة في البطن، أو الصدر، سرعة النبض وضعفه، سرعة التنفس، برودة الجلد ورطوبته، شحوب الجلد وميله إلى الزرقة، الغثيان والتقيؤ، العطش الشديد، وانخفاض مستوى الوعي. وقد يتقيأ المصاب أو يبصق دماً.

الإسعاف الأولي

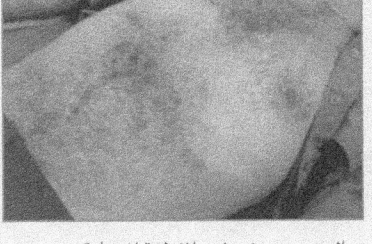

الرضوض وتغير لون المنطقة المصابة مع تورم وصلابة الأنسجة الرقيقة في البطن والصدر من أهم علامات النزيف الداخلي

١. استدع قسم الطوارئ فوراً.

٢. راقب أساسيات الإنعاش (مجرى الهواء، التنفس، الدورة الدموية).

٣. ساعد المصاب على الرقاد في الوضع الذي يريحه.

٤. حافظ على درجة حرارة الجسم الطبيعية.

٥. طمئن المصاب واعتن بأية إصابات أخرى.

الصدمة

الأهداف التعليمية

في هذه الجلسة سوف تتعرف على علامات الصدمة وتقديم الإسعاف الأولي للمصاب.

تحدث الصدمة عندما لا يستطيع الجسم التكيف مع التوتر أو الإجهاد بسبب الإصابة أو المرض، والصدمة هي: فشل جهاز الدورة الدموية في تزويد الكمية المطلوبة من الدم للأعضاء الحيوية مثل: الدماغ والقلب، وقد تؤدي الصدمة إلى وفاة المصاب إذا لم يعتني به.

علامات الصدمة

الدوخة والارتباك والنهجان، السرعة الشديدة أو البطء الشديد لمعدل النبض والتنفس، شحوب الجلد، برودة أو رطوبة الجلد، والغثيان، والتقيؤ، والعطش الشديد.

الإسعاف الأولي

الهدف من تقديم الإسعاف الأولي للصدمة هو تحسين الدورة الدموية والمحافظة على حرارة الجسم الطبيعية.

الخطوات

١. راقب مجرى الهواء والتنفس، والدورة الدموية، كن مستعداً لأية مشكلة تتعلق بها.

٢. أوقف أي نزيف خارجي في أسرع وقت ممكن.

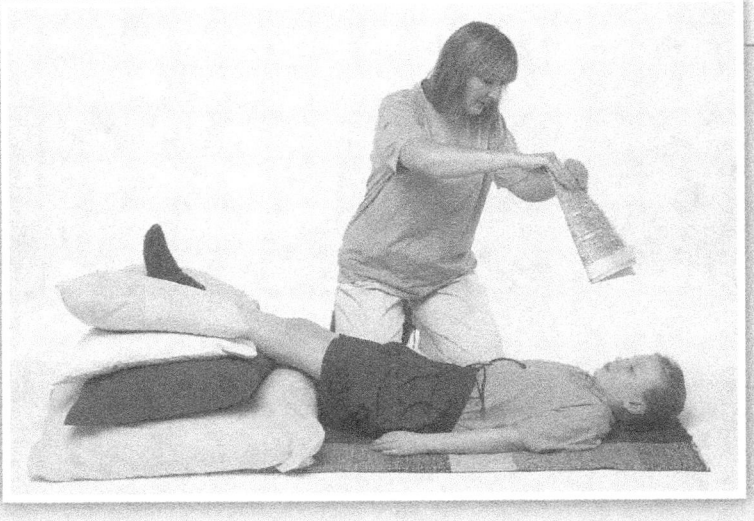

٣. إذا لم تشتبه في وجود إصابات في الرأس أو العنق أو الظهر أو كسور في الفخذ أو الساق، أرقد المصاب على ظهره وارفع ساقيه ١٢ بوصة (مقدار مسطرة) ببطانية أو وسائد، إذا اشتبهت في وجود إصابة في الرأس أو العنق أو الظهر ابق المصاب مستلقياً على ظهره ولا ترفع ساقيه أو رأسه.

إذا كان المصاب يواجه صعوبة في التنفس، ابقه في وضع شبه مستلق مع إسناد رأسه وظهره.

إذا كان المصاب يتقيأ اجعله يستلقي على جنبه لمنع انسداد مجرى الهواء.

٤. حافظ على درجة حرارة الجسم الطبيعية، إذا كان الجو بارداً غط المصاب ببطانية. وإذا كان المصاب في الخارج والجو حار وفر له ظلاً يقيه من الشمس وحل عنه ملابسه.

٥. لا تقدم للمصاب أي طعام أو شراب.

٦. اتصل بقسم الطوارئ.

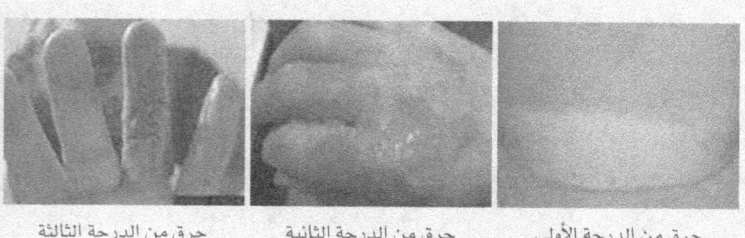

حرق من الدرجة الأولى

حرق من الدرجة الثانية

حرق من الدرجة الثالثة

الحروق

الأهداف التعليمية

في هذه الجلسة سوف تتعرف على:

١. أنواع ودرجات الحروق.

٢. الحروق الخطرة.

٣. إجراء الإسعاف الأولي للحروق.

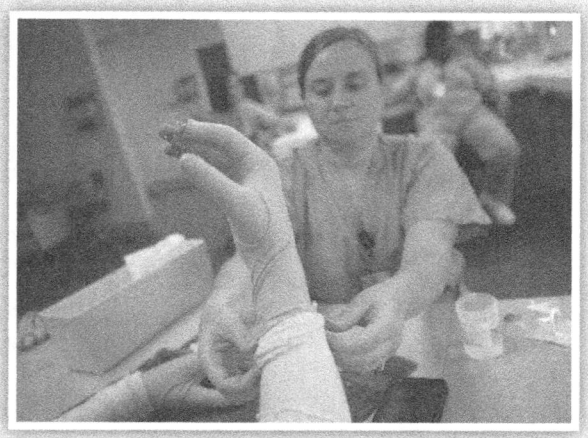

أنواع ودرجات الحروق

تحدث الحروق بسبب التعرض للحرارة الشديدة، أو المواد الكيميائية الحارقة، أو الكهرباء.

تعتمد شدة الحروق على مدة تعرض الجلد لمصدر الحريق وشدته، تصنف الحروق إلى ثلاث درجات حسب عمق الحرق في الجلد:

الدرجة الأولى: تصيب حروق الدرجة الأولى الطبقة السطحية من الجلد وتسبب احمرار الجلد، وعادة يكون الحرق مؤلماً.

الدرجة الثانية: الحروق من الدرجة الثانية تكون أعمق من حروق الدرجة الأولى، ويكون لون الجلد أحمر مع وجود بثور. وقد تتفتح هذه البثور.

الدرجة الثالثة: تتلف حروق الدرجة الثالثة جميع طبقات الجلد بحيث يمكن مشاهدة العظام. وقد تبدو هذه الحروق متفحمة (سوداء اللون) بينما الأنسجة التي تحتها مباشرةً بيضاء، وعادة لا يشعر المصاب إلا بألم بسيط لأن نهايات الأعصاب تكون قد تلفت، هذه الحروق لا تلتئم بسرعة وتترك آثاراً بعد التئام الجروح تسمى الندوب. وتعتبر حروق الدرجة الثالثة من الإصابات الخطيرة التي تهدد حياة المصاب.

الحروق الخطرة

الحروق الخطيرة هي التي تتطلب رعاية طبية عاجلة وعادة تهدد حياة المصاب، أو ينتج عنها تشويه أو إعاقة للمصاب، وغالباً ما يصعب اتخاذ القرار فيها إذا كانت

الحروق خطيرة. استدع قسم الطوارئ فوراً في أي من الحالات التالية:

‹ الحروق التي يعاني فيها المصاب من مشكلة في التنفس.

‹ الحروق التي تصيب أكثر من جزء واحد من الجسم.

‹ الحروق التي تصيب الرأس، أو العينين، أو اليدين، أو القدمين أو الأعضاء التناسلية.

‹ حروق الدرجة الثانية أو الثالثة التي تصيب الأطفال أو الشيوخ المسنين.

‹ الحروق الناتجة عن المواد الكيميائية، أو الانفجارات، أو الكهرباء.

للإسعاف الأولي اتبع الخطوات التالية للعناية بالحروق:

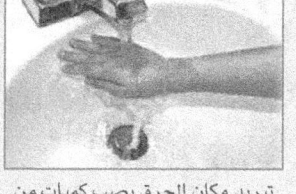

تبريد مكان الحرق بصب كميات من الماء البارد الجاري أول خطوة من خطوات الاسعاف الأولي للحروق

١. تبريد مكان الحرق بصب كميات من الماء البارد الجاري عليه إلى أن يبرد، لا تستعمل الثلج إلا في حالة حروق الدرجة الأولى الصغيرة.

٢. تغطية الجزء المحروق بوضع ضمادة جافة معقمة على الجزء المصاب. يجب أن تكون الضمادة غير مشدودة.

٣. منع حدوث التهاب. لا تحاول تنظيف حروق الدرجة الثالثة أو فتح البثور.

٤. الاعتناء بالصدمة.

٥. إذا كانت الحروق خطيرة، اتصل بالطوارئ، أوانقل المصاب إلى المستشفى.

الصعقة الكهربائية

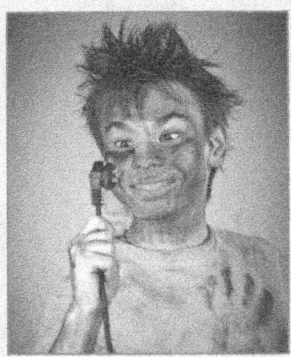

عندما يتعرض شخص لصعقة كهربائية قد يفقد وعيه، أو يصاب بدوخة، أو ارتباك في السلوك. وتتكون حروق واضحة في الجلد، أو تصبح عنده مشكلة واضحة في التنفس. وقد تتوقف الرئتان والقلب عن العمل. وعادة تصيب الصعقة الكهربائية الجزء الذي يدخل منه التيار والجزء الذي يخرج منه. وغالباً ما يكون اليد أو القدم.

قبل الاقتراب من المصاب بالصعقة الكهربائية يجب أن تتأكد من فصل التيار الكهربائي لإبعاد خطر الكهرباء

الإسعاف الأولي للصعقة الكهربائية:

› تأكد من أن مصدر التيار الكهربائي قد تم فصله قبل أن تقترب من المصاب، إذا وجدت أسلاكاً كهربائية ملقاة على الأرض اتصل بالطوارئ خصوصاً إذا كان الحادث خارج المنزل، افصل تيار الكهرباء من علبة الصمامات الكهربائية أو من قاطع التيار الرئيسي للبيت.

› بعد إبعاد خطر الكهرباء عن المصاب وعنك، ابدأ بفحص مجرى الهواء والتنفس والدورة الدموية، كن مستعداً لبدء التنفس المنقذ أو إنعاش القلب والرئتين.

› افحص جسم المصاب لمعرفة مواقع الحروق إن وجدت. غط الحروق بضمادات جافة واعتن بالصدمة.

التسمم

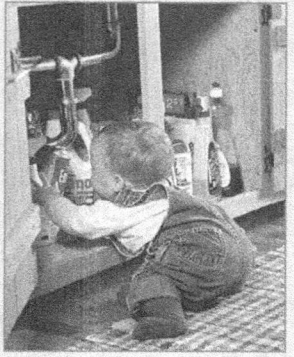

يتعرض كثير من الأطفال للتسمم
بابتلاع المواد الكيميائية لسهولة الوصول
اليها عندما تكون في متناول أيديهم

الأهداف التعليمية

في هذه الجلسة سوف تتعرف على:

١. حالات التسمم.

٢. تقديم الإسعاف الأولي للتسمم.

التسمم: هو دخول أي مادة سواء كانت صلبة أو سائلة أو غازية إلى الجسم، وقد تسبب الإصابة أو الموت.

هناك خمسة طرق رئيسية للإصابة بالتسمم وهي:

١. ابتلاع السم.

٢. استنشاق السم.

٣. امتصاص السم عن طريق الجلد.

٤. حقن السم.

٥. عضات الثعابين والحشرات.

١. ابتلاع السم:

يتعرض كثير من الأطفال للتسمم بابتلاع المواد الكيميائية مثل: مواد التنظيف والأدوية والمواد البترولية، عندما تكون في متناول أيديهم.

العلامات:

الغثيان، التقيؤ، الإسهال، ألم الصدر أو البطن، صعوبة التنفس، العرق، فقدان الوعي، والتشنجات. توجد دلائل أخرى مثل: الحروق حول الفم أو اللسان، أو شم رائحة مواد بترولية من الفم. وقد تعثر على الوعاء الذي يحتوي على المادة السامة.

الإسعاف الأولي لابتلاع السم:

لا تنتظر علامات التسمم بل اتصل بقسم الطوارئ (٩٩٧) أو مركز مكافحة التسمم فوراً إن وجد واتبع توجيهاتهم، اعتن بالصدمة وتفقد التنفس عدة مرات. لا تعط المصاب أي شئ عن طريق الفم إلا أن يشير عليك الموظف الطبي المختص بذلك. احتفظ بوعاء المادة السامة وبقيء المصاب إلى أن يصل قسم الطوارئ. سوف يساعدهم ذلك على معرفة نوع السم وإعطاء العلاج المناسب.

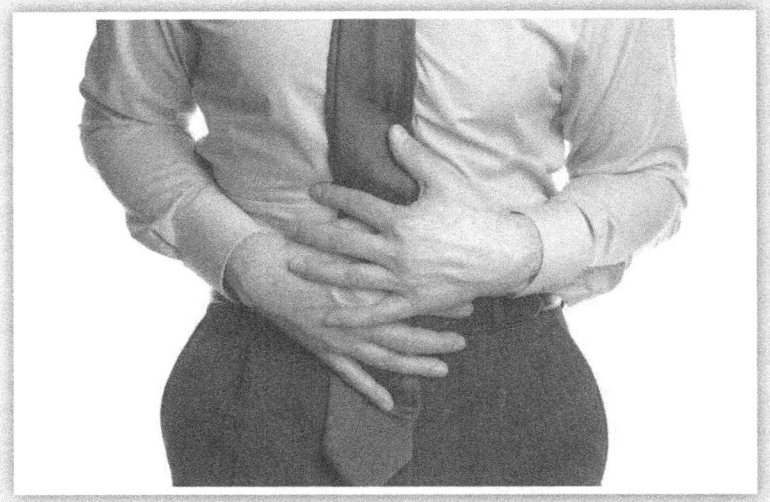

٢.استنشاق الغازات السامة

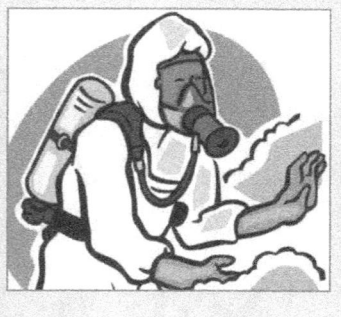

قد يتعرض الشخص للتسمم باستنشاق مواد غازية مثل: غاز أول أكسيد الكربون من عوادم السيارات أو الحرائق أو مدافئ الفحم أو غاز المطبخ، أو من الغازات المستخدمة في المصانع.

العلامات:

قد تظهر أي من أو جميع العلامات التالية:الدوخة، الصداع، صعوبة التنفس، شحوب أو زرقة لون الجلد، فقدان الوعي.

الإسعاف الأولي لاستنشاق الغازات السامة:

لا تعرض نفسك للخطر، لا تحاول إنقاذ المصاب إذا كان المكان فيه غازات سامة. اتصل بقسم الطوارئ وابتعد عن الخطر، إذا كنت تستطيع الوصول إلى المصاب فانقله من مكان الحادث إلى أبعد مكان تتوفر به تهوية طبيعية، وابدأ بإجراء الفحص المبدئي (مجرى الهواء والتنفس، والدورة الدموية)كن مستعداً لإعطاء التنفس المنقذ أو الإنعاش. اتصل بالطوارئ.

٣. امتصاص السم:

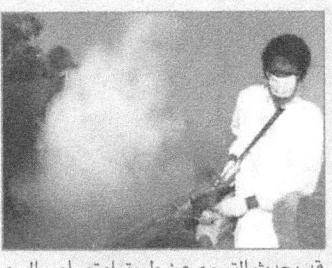

المواد السامة التي يتم امتصاصها عن طريق الجلد عبارة عن مواد كيميائية تدخل إلى أنسجة الجسم، مثل: مبيدات الحشرات والمواد الكيميائية المستخدمة في الزراعة والحدائق وبعض النباتات.

قد يحدث التسمم عن طريق امتصاص السم عن طريق الجلد مثل امتصاص المبيدات الحشرية والمواد الكيميائية المستخدمة في الزراعة والحدائق

العلامات:

تهيج الجلد، واحمرار العينين، وتهدج التنفس، وتغير النبض، والصداع.

الإسعاف الأولي لامتصاص السم:

ابعد المصاب عن مصدر السم وصب كميات كبيرة من الماء على الأجزاء المصابة و اخلع ملابسه. اعتن بالصدمة وراقب مجرى الهواء والتنفس والدورة الدموية.

٤. حقن السم:

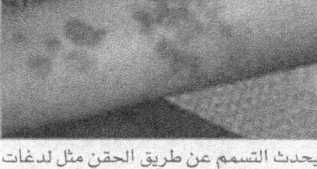

قد يدخل السم إلى الجسم عن طريق الحقن مثل: لدغات الحشرات والحيوانات البحرية السامة وعضات العناكب والثعابين، وتناول المخدرات عن طريق الحقن.

يحدث التسمم عن طريق الحقن مثل لدغات الحشرات والثعابين أو تناول المخدرات

علامات وأعرض الحساسية:

تحدث الحساسية بسبب التعرض للدغات الحشرات خلال ثوان أو دقائق، ويصاب موضع اللدغة بالتورم والاحمرار، وتظهر بثور تسبب حكة شديدة أو يظهر طفح جلدي، ويشعر المصاب بالضعف والغثيان والتقيؤ والدوخة، وقد يعاني المصاب من صعوبة في التنفس، وقد يصاب بالسعال.

الإسعاف الأولي للحقن بالسم:

راقب المصاب بعناية. إذا لاحظت أن المصاب يعاني من مشكلة في التنفس أو أخبرك بأنه يحس بتورم في حنجرته اتصل بالطوارئ فوراً، راقب مجرى الهواء والتنفس والدورة الدموية، ساعد المصاب على الجلوس في أفضل وضع للتنفس.

للعناية بلدغات الحشرات: تفقد الجسم مما إذا كانت إبرة الحشرة (الزباني) مغروزة في الجسم. إذا كانت موجودة حاول إزالتها بكشط الزباني من الجلد باستعمال أظافرك أو باستعمال بطاقة بلاستيكية. اغسل الموضع جيداً بالماء والصابون وغطه لحمايته من التلوث. ضع كمادة باردة على موضع اللدغة لتخفيف الألم والورم وانتبه لعلامات الحساسة.

٥. عضات الثعابين:

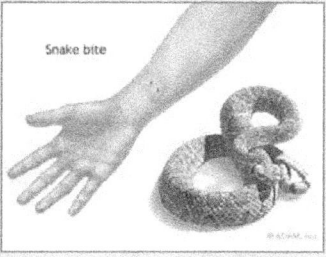

معظم الوفيات تحدث بسبب الحساسية لدى المصاب. أو ضعف جهاز المناعة لديه. أو لتأخره في تلقي العناية الطبية.

تحدث معظم حالات الوفاة من التسمم بعضات الثعابين بسبب الحساسية من اللدغات أو تأخر تلقي العناية الطبية

الإسعاف الأولي لعضات الثعابين

اتصل بقسم الطوارئ. اغسل الجرح وابق الجزء المصاب ساكناً. إذا كانت العضة على الذراع أو الساق ثبتها باستعمال جبيرة وابق موضع العضة في مستوى أدنى من القلب لإبطاء انتشار السم ووصوله إلى القلب. انقل المصاب إلى المستشفى إذا كانت الرعاية الطبية لم تصل في خلال ٣٠دقيقة.

فحص ونقل المصاب في حادث

الأهداف التعليمية:

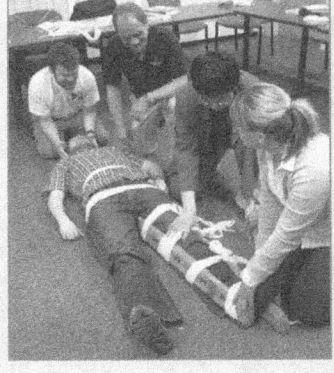

في هذه الجلسة سوف تتعرف على:

١. متى وكيف تفحص المصاب.

٢. متى وكيف تنقل المصاب.

القاعدة الأساسية للإسعاف الأولي هو فحص المصاب للإصابات الثانوية. والغرض من إجراء هذا الفحص هو معرفة الإصابات التي لا تهدد حياة المصاب مباشرة لكنها قد تتحول إلى إصابات خطيرة اذا لم يتم الاعتناء بها.

خطوات فحص المصاب للإصابات الثانوية:

١. سؤال المصاب

هذه هي الخطوة الأولى وسوف تعطيك معلومات هامة عما حدث للمصاب، وتساعدك على معرفة ما ينبغي عليك أن تبحث عنه عند إجراء الفحص وتقديم الإسعاف الأولي.

ابدأ بتعريف نفسك، احصل على موافقة المصاب على أن تقدم له الإسعاف الأولي وطمئنه، اسأله عن اسمه وخاطبه به. اسأله عما حدث، استفسر منه عما إذا كان يشعر بألم أو ضيق أو يشكو من أمراض أو حساسية أو إذا كان يتناول أية أدوية.

٢. تفقد العلامات الحيوية

العلامات الحيوية مثل: التنفس والنبض ومظهر الجلد تعكس استجابة الجسم للإصابة أو المرض، ابحث عن أية تغيرات غير طبيعية في التنفس أو النبض أو مظهر الجلد أو درجة حرارته.

التغيرات في العلامات الحيوية قد تدل على أن الشخص يعاني من صدمة.

التغيرات في التنفس:

التنفس الطبيعي يكون منتظماً وهادئاً. لاحظ أي تغيرات في التنفس الطبيعي مثل اللهاث أو صدور أصوات حادة عند التنفس، أو التنفس بسرعة شديدة أو ببطء شديد، أو شعور بألم عند التنفس.

التغيرات في النبض:

النبض عبارة عن مؤشر لعمل القلب، وعندما يكون القلب سليماً فإنه ينبض بإيقاع ثابت وهذا يحدث نبضاً منتظماً، يمكن فحص النبض بوضع أطراف الأصابع على الشرايين القريبة من سطح الجلد، التغيرات التي تحدث للنبض تشمل:

. نبضاً غير منتظماً.

. نبضاً ضعيفاً يصعب تحسسه.

. نبضاً سريعاً جداً أو بطيئاً جداً (النبض الطبيعي يتراوح بين ٦٠ - ١٠٠ نبضة في الدقيقة).

التغيرات في مظهر الجلد ودرجة حرارته:

لاحظ لون الجلد إذا كان محمرا، أو مزرقاً، أو شاحباً. حدد درجة حرارة الجلد بتحسسه بظهر يدك. هل درجة حرارته مرتفعة أو منخفضة؟ هل هو جاف أو رطب؟

٣. الفحص الشامل للمصاب

يفحص المصاب من رأسه إلى أخمص قدميه مما يساعد على جمع أكبر قدر من المعلومات عن حالته، استخدم حواسك مثل: الشم والسمع والنظر كي تستكشف وجود أية إصابة أو تسمم أو شي غير طبيعي، قبل أن تبدأ بفحص المصاب أخبره عما ستقوم بعمله، ومن المهم جداً أن يبقى المصاب ثابتاً ولا يحرك أي جزء يؤلمه.

خطوات الفحص:

افحص جسم المصاب كله بالنظر مبتدئاً بالرأس:

١. افحص الأذنين، والأنف والفم.

٢. افحص العنق.

٣. افحص الكتفين.

٤. افحص البطن والصدر.

٥. افحص الذراع، ذراعاً واحداً في كل مرة.

٦. افحص الفخذين والقدمين، كلا على حده.

٧. دون نتائج فحصك في ورقة إن أمكن.

نقل وإنقاذ المصاب:

كقاعدة عامة لا تفكر في نقل المصاب إلا في حالة وجود خطر وشيك عليك أو عليه. كثير من المصابين يتعرضون للأذى أو الشلل أو الوفاة بسبب نقلهم من مكان الحادث بطرق غير صحيحة، وبصفتك مدرباً على الإسعاف الأولي، يجب أن تفكر بعمق قبل اتخاذ القرار بنقل المصاب.

تذكر أن مهمتك هي تقديم المساعدة الأساسية لإبقاء المصاب على قيد الحياة، أما نقل وتحريك المصاب فهي مهمة فريق الطوارئ.

إذا كنت ستنقل المصاب:

١. إذا كان المصاب لا يعاني من إصابة في الرأس أو العنق أو الظهر وكان هناك شخص آخر معك مدرب على الإسعاف الأولي استعمل طريقة الحمل باليدين.

٢. استخدم طريقة سحب المصاب من ملابسه إذا كنت بمفردك وكنت تشتبه في وجود إصابة في العمود الفقري.

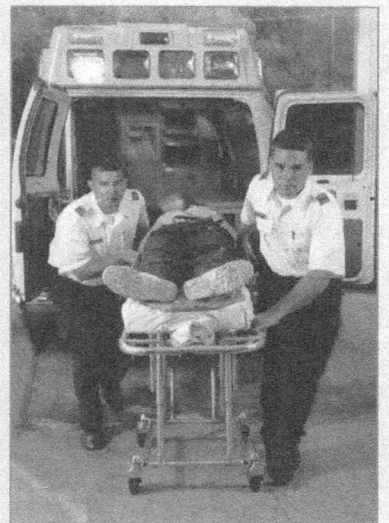

٣. اسحب المصاب من قدميه إذا كان المصاب ضخم الجثة والأرض مستوية. دائماً اسند رأس المصاب وعنقه وعموده الفقري. اسحبه محافظاً على استقامة جسمه، لا تسحبه على جانبه أبداً.

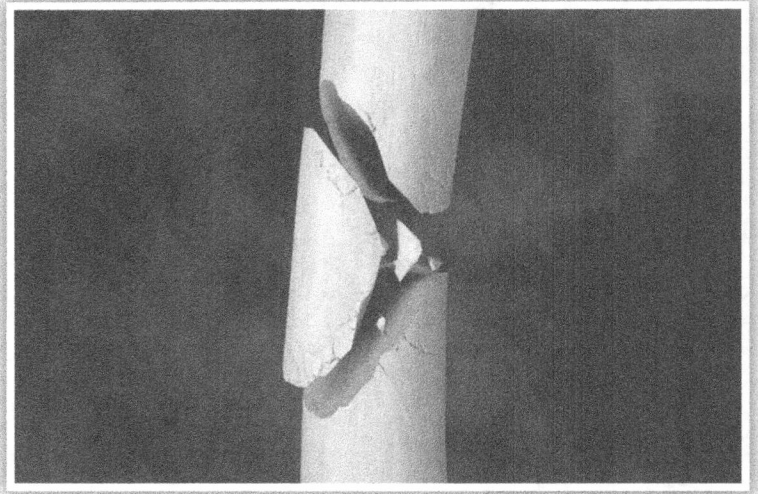

الكسور

الأهداف التعليمية

في هذه الجلسة سوف تتعرف على:

١. أنواع الكسور والخلع والتواء المفاصل والشد العضلي.

٢. كيفية الاعتناء بالكسور.

٣. استعمال جبيرة الساق أو الذراع.

يتكون الهيكل العظمي من العظام، والعضلات، والأربطة والأوتار. ويتعرض هذا الجهاز للإصابات، مثل: الكسور والخلع والتواء المفاصل والشد العضلي.

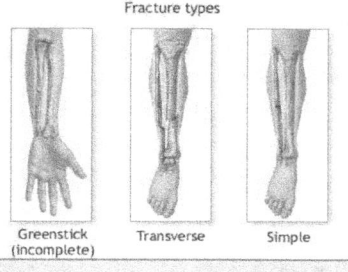

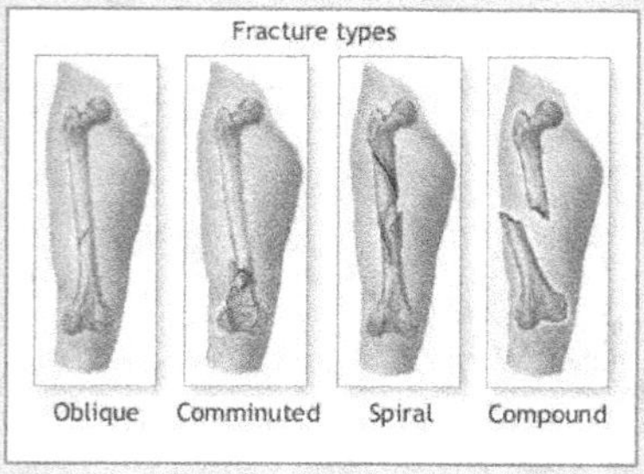

تختلف طرق الاسعاف الأولي في حالة الكسور تبعا لاختلاف أنواع الكسور

الكسور

تحدث الكسور بسبب حوادث السيارات والسقوط والإصابات الرياضية.

يوجد نوعان من الكسور: كسر مفتوح، وكسر مغلق. الكسر المفتوح أكثر خطراً من الكسر المغلق بسبب احتمال التلوث. الكسر المغلق أكثر شيوعاً ولا يحدث جروحاً في الجلد.

الخلع

يحصل الخلع عندما ينفصل أو ينزع العظم من موضعه الطبيعي عند المفصل، وقد تتأثر الأربطة المحيطة بالمفصل.

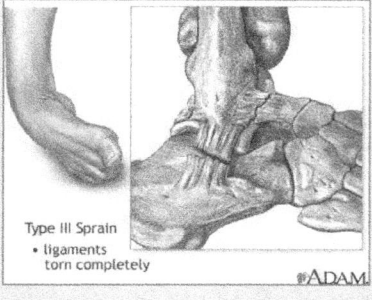

التواء المفاصل

يحدث التواء المفصل عندما تتمزق الأربطة المحيطة به كلياً أو جزئياً

الشد العضلي

هو شد أو تمزق العضلات أو ألياف الأوتار.

علامات الكسور والخلع والتواء المفاصل والشد العضلي:

علامات هذه الإصابات متشابهة وهناك خمس علامات عامة لها:

الألم، التورم، تغير شكل العضو المكسور، تغير لون الجلد، عدم القدرة على استعمال الجزء المصاب بشكل طبيعي.

الاسعاف الأولي

يصعب في بعض الأحيان معرفة نوع الإصابة (كسر أو التواء مفصلي أو خلع أو شد عضلي) لذلك يجب العناية بالإصابة دائماً وكأنها كسر. اتبع الخطوات التالية:

١. أوقف النزيف

٢. إذا كنت ستنقل المصاب فاعمل جبيرة مؤقتة لتثبيت العظم المكسور والمفاصل فوق الكسر وتحته لمنع العضو المصاب من الحركة.

٣. اعتن بالصدمة وراقب مجرى الهواء والتنفس والدورة الدموية.

٤. ضع كمادة باردة لتخفيف الورم وارفع الجزء المصاب.

إذا اشتبهت في وجود إصابة في الرأس أو العنق أو الظهر (العمود الفقري) لا تحرك المصاب. ثبت رأس المصاب وعنقه كما وجدتها بوضع يديك على جانبي الرأس. استدع الطوارئ.

إجهاد الحر وضربة الشمس

١. إجهاد الحر:

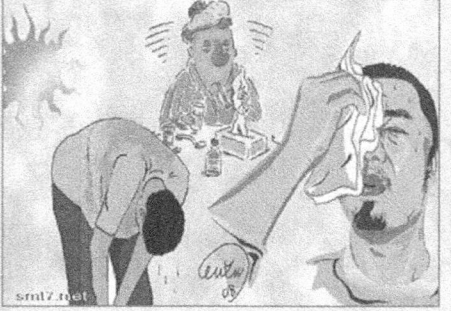

الإجهاد بسبب الحرارة يؤدي إلى فقد كميات كبيرة من السوائل والأملاح وبالتالي هبوط في الدورة الدموية وإغماء المصاب

أخف وطأة من ضربة الشمس. ويحدث نتيجة التعرض لدرجة حرارة عالية أثناء النهار سواء كان ذلك داخل الغرفة أو الخيمة أو في الشارع، مع ارتفاع درجة الحرارة يعرق الإنسان بشدة مما قد يؤدي إلى فقدان الجسم لكمية كبيرة من السوائل والأملاح وبالتالي إلى هبوط في الدورة الدموية. وإذا لم يسعف المصاب فقد ينتهي الأمر إلى الإغماء.

العلاج:

- ينقل المصاب من الجو الحار إلى مكان بارد.
- يخفض رأس المصاب عن جسمه حتى يسمح للدم بالوصول إلى المخ.
- يعطى المصاب سوائل بالفم وأفضلها الماء، ويضاف إليه قليل من ملح الطعام على أن تكون الجرعات صغيرة ومتكررة.
- إذا لم ينتعش المصاب ويعود إلى حالته الطبيعية سريعاً ينقل إلى أقرب مركز صحي أو مستشفى، إذ قد يحتاج الأمر إلى إعطائه سوائل عن طريق الوريد.

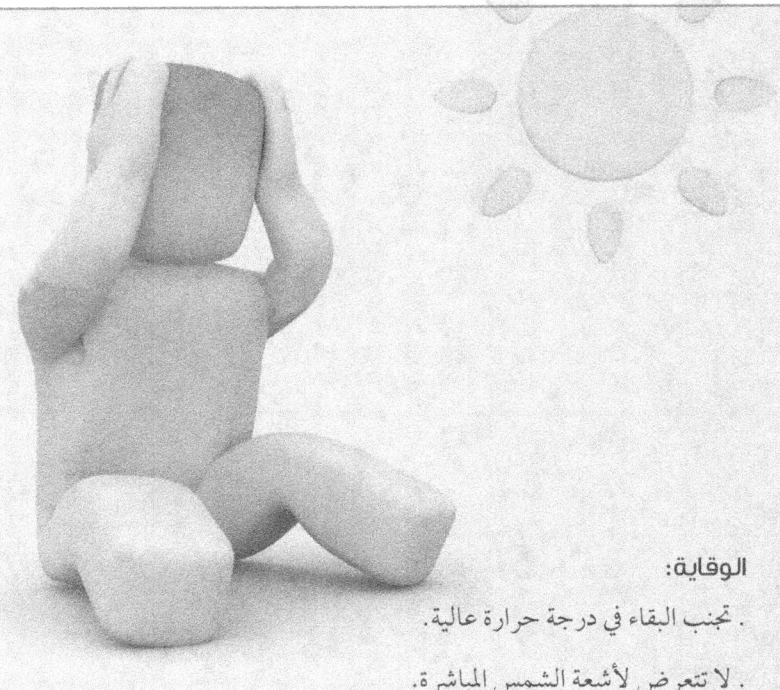

الوقاية:

. تجنب البقاء في درجة حرارة عالية.

. لا تتعرض لأشعة الشمس المباشرة.

. يجب أن تكون التهوية في مكان الإقامة حسنة.

〉 اشرب الماء بوفرة.

〉 إذا اشتد عرقك أضف إلى الماء قليلاً من ملح الطعام.

〉 تجنب الإرهاق إذ أنه يؤدي إلى تفاقم المشكلة.

〉 تجنب الأماكن المزدحمة.

〉 البس ملابس فضفاضة تساعد على تهوية الجسم وابتعد عن الملابس الثقيلة داكنة اللون.

٢- ضربة الشمس:

يصاب الإنسان بضربة الشمس نتيجة التعرض لفترة من الزمن لأشعة الشمس أو لدرجة عالية من الحرارة ومن هنا تسمى أحياناً ضربة الحر. وهي أشد وطأة من إجهاد الحر.

التعرض لأشعة الشمس أو الحر الشديد قد يعطل عمل الغدد العرقية وبالتالي يتوقف الجسم عن إفراز العرق والنتيجة أن تختزن الحرارة داخل الجسم، وقد تصل إلى ٤٠ درجة مئوية أو أكثر.

العلاج:

> بادر بالاتصال بأقرب مستشفى أو مركز صحي أو مركز إسعافي للهلال الأحمر لنقل المصاب حالاً. في هذه الأثناء قم بالإسعاف الأولي للمريض.

> انقل المصاب فوراً إلى مكان بارد.

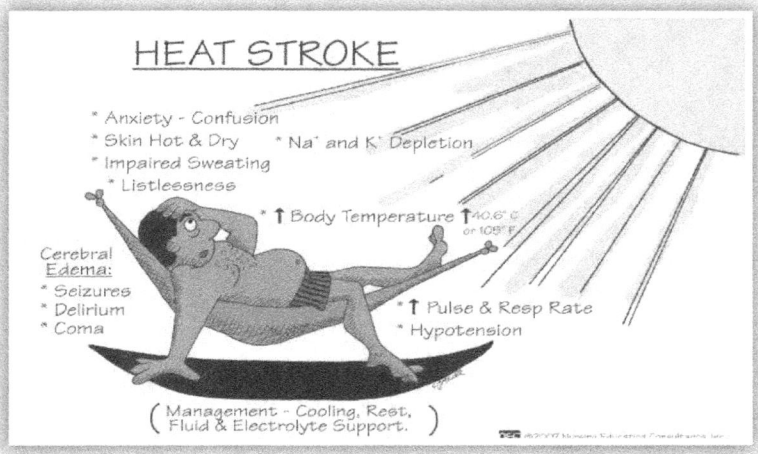

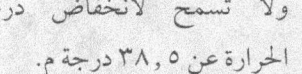

‹ لف المصاب بغطاء خفيف مشبع بالماء البارد أو اغمره في ماء بارد أو في حوض من الثلج. ضع كمادة ثلج على رأسه إلى أن يصل الإسعاف.

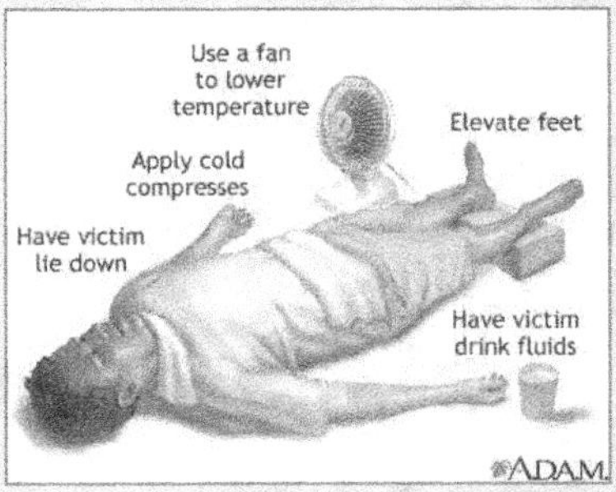

‹ قس درجة الحرارة كل ١٠ دقائق ولا تسمح لانخفاض درجة الحرارة عن ٣٨٫٥ درجة م.

‹ لا تعط المصاب أي منبهات أو مسكنات.

‹ في المستشفى أو المركز الصحي يعالج المصاب بتبريده بكافة الوسائل وإعطائه العلاج اللازم. يحتاج المصاب إلى راحة بضعة أيام بعد الشفاء.

‹ كلما كان العلاج مبكراً قلت المضاعفات.

الوقاية:

‹ طبق أساليب الوقاية التي ذكرت في إجهاد الحر.

‹ استعمل دائماً المظلة (الشمسية) أثناء النهار.

‹ إذا لم تكن محرماً استعمل غطاء الرأس ويفضل الغترة البيضاء لأنها تساعد على التهوية.

‹ لا تتجاوز حدود طاقتك في بذل اي مجهود عضلي.

‹ خذ كفايتك من النوم والراحة.

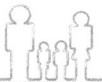
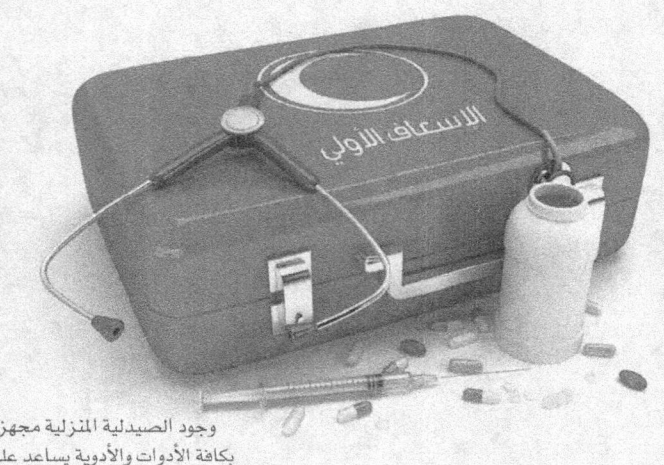

وجود الصيدلية المنزلية مجهزة بكافة الأدوات والأدوية يساعد على التعامل مع الحالات الطارئة

صيدلية المنزل

الاحتفاظ بصيدلية المنزل مجهزة بكافة الأدوات والأدوية يساعد على التعامل مع الحالات الطارئة وإعطاء الإسعاف الأولي العاجل.

تفقد محتويات الصيدلية بانتظام وقم باستبدال الأدوية التي انتهت صلاحيتها وتعبئة المواد التي استهلكت.

قائمة الأدوات والأدوية لصيدلية المنزل:

› ضمادات لاصقة للجروح والرضوض.

› شريط لاصق طبي.

› شاش (ضمادات مستطيلة ودائرية).

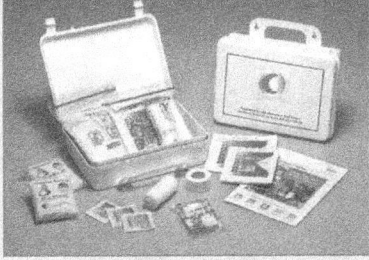

‹ مقص وملقاط.

‹ شاش مطهر أو مناديل مبلله مضادة
للجراثيم.

‹ مرهم «مضاد للجراثيم» للجروح
والرضوض.

‹ ضمادات ضاغطة «ممغطة» لحالات
الشد العضلي والالتواء المفصلي.

‹ بروكسيد الهيدروجين لتنظيف الجروح.

‹ شراب أبيكاك (عرق ماء الذهب) الفحم المنشط لحالات التسمم.

‹ بيكربونات الصودا.

‹ مضاد الحموضة لحرقة المعدة وعسر الهضم.

‹ مضاد الهيستامين للحساسية.

‹ ميزان حرارة.

‹ حمالة اليد.

‹ أسبرين او مشتقاته.

‹ قفازات مطاطية للاستعمال الواحد.

المحتويات

تم بحمد الله

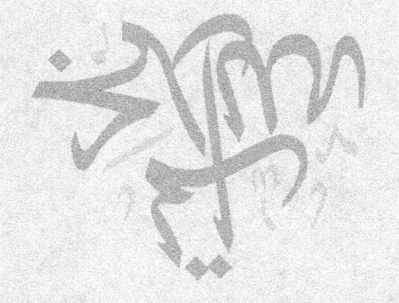